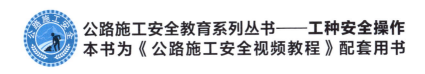

公路施工安全教育系列丛书——工种安全操作
本书为《公路施工安全视频教程》配套用书

施工现场
急救常识

广 东 省 交 通 运 输 厅 组织编写
广东省南粤交通投资建设有限公司 主　编
中铁隧道局集团有限公司

人民交通出版社股份有限公司
China Communications Press Co.,Ltd.

内 容 提 要

本书是《公路施工安全教育系列丛书——工种安全操作》中的一本,是《公路施工安全视频教程》(第五册 工种安全操作)的配套用书。本书主要介绍施工现场急救知识,包括:处置原则,心肺复苏,止血包扎,骨折急救,触电急救,气体中毒及窒息急救,烧伤急救,溺水急救,伤员搬运,中暑急救等。

本书可供施工一线作业人员使用,也可作为相关人员安全学习的参考资料。

图书在版编目(CIP)数据

施工现场急救常识/广东省交通运输厅组织编写;广东省南粤交通投资建设有限公司,中铁隧道局集团有限公司主编. — 北京:人民交通出版社股份有限公司,2018.12

ISBN 978-7-114-15035-7

Ⅰ.①施… Ⅱ.①广…②广…③中… Ⅲ.①道路工程—施工现场—急救—基本知识 Ⅳ.①R459.7

中国版本图书馆 CIP 数据核字(2018)第 226232 号

	Shigong Xianchang Jijiu Changshi
书 名:	施工现场急救常识
著 作 者:	广东省交通运输厅组织编写
	广东省南粤交通投资建设有限公司 中铁隧道局集团有限公司主编
责任编辑:	韩亚楠 郭红蕊
责任校对:	张 贺
责任印制:	张 凯
出版发行:	人民交通出版社股份有限公司
地 址:	(100011)北京市朝阳区安定门外馆斜街3号
网 址:	http://www.ccpress.com.cn
销售电话:	(010)59757973
总 经 销:	人民交通出版社股份有限公司发行部
经 销:	各地新华书店
印 刷:	中国电影出版社印刷厂
开 本:	880×1230 1/32
印 张:	1.375
字 数:	37 千
版 次:	2018 年 12 月 第 1 版
印 次:	2021 年 11 月 第 3 次印刷
书 号:	ISBN 978-7-114-15035-7
定 价:	15.00 元

(有印刷、装订质量问题的图书由本公司负责调换)

编委会名单
EDITORIAL BOARD

《公路施工安全教育系列丛书——工种安全操作》
编审委员会

主 任 委 员：黄成造

副主任委员：潘明亮

委　　　员：张家慧　陈子建　韩占波　覃辉鹃

　　　　　　　王立军　李　磊　刘爱新　贺小明

　　　　　　　高　翔

《施工现场急救常识》
编写人员

编　　　写：赵志伟　熊祚兵　李　萍

校　　　核：王立军　刘爱新

版 面 设 计：陈　羽　任红美

致工友们的一封信 LETTER

亲爱的工友：

你们好！

为了祖国的交通基础设施建设，你们离开温馨的家园，甚至不远千里来到施工现场，用自己的智慧和汗水将一条条道路、一座座桥梁、一处处隧道从设计蓝图变成了实体工程。你们通过辛勤劳动为祖国修路架桥，为交通强国、民族复兴做出了自己的贡献，同时也用双手为自己创造了美好的生活。在此，衷心感谢你们！

交通建设行业是国家基础性和先导性行业，也是安全生产的高危行业。由于安全意识不够、安全知识不足、防护措施不到位和违章操作等原因，安全事故仍时有发生，令人非常痛心！从事工程施工一线建设，你们的安全牵动着家人的心，牵动着广大交通人的心，更牵动着党中央及各级党委、政府的心。为让工友们增强安全意识，提高安全技能，规范安全操作，降低安全风险，保证生产安全，我们组织开发制作了以动画和视频为主要展现形式的《公路施工安全视频教程》（第五册 工种安全操作），并同步编写了配套的《公路施工安全教育系列丛书——工种安全操作》口袋书。全套视频教程和配套用书梳理、提炼了工种操作与安全生产相关的核心知识和现场安全操作要点，易学易懂，使工友们能知原理、会工艺、懂操作，在工作中做到保护好自己和他人不受伤害。

请工友们珍爱生命，安全生产；祝福你们身体健康，工作愉快，家庭幸福！

广东省交通运输厅

二〇一八年十月

第一部分 一般资料与工程

目录 CONTENTS

1 处置原则 ………………………………………… 1
2 心肺复苏 ………………………………………… 4
3 止血包扎 ………………………………………… 9
4 骨折急救 ………………………………………… 12
5 触电急救 ………………………………………… 15
6 气体中毒及窒息急救 …………………………… 19
7 烧伤急救 ………………………………………… 21
8 溺水急救 ………………………………………… 25
9 伤员搬运 ………………………………………… 28
10 中暑急救 ………………………………………… 32

PART 1 / 处置原则

公路工程施工中常见的事故类型主要有坍塌、高处坠落、物体打击、触电、机械伤害、冒顶片帮、爆炸、火灾等。

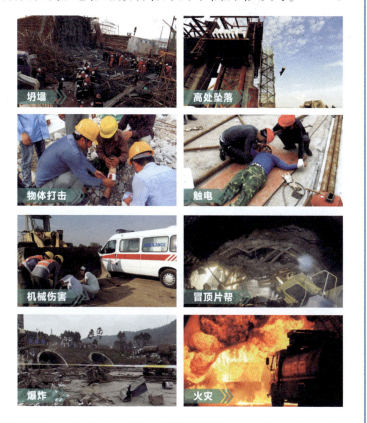

易对人体造成创伤、骨折、中毒、窒息、烧伤等伤害。

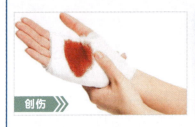
创伤

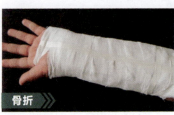
骨折

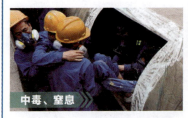
中毒、窒息

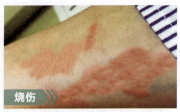
烧伤

发生安全事故造成伤害时,现场人员应大声呼救并立即报告现场负责人,遵循"快抢、快救、快送"的三快原则。

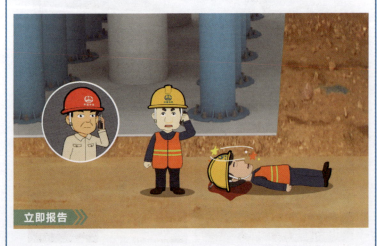
立即报告

PART 1 / 处置原则

- 快抢

指从现场快速将伤员抢救至安全处,避免继续或再次受伤。

- 快救

根据伤情全力抢救患者生命,确保呼吸、循环功能稳定。注意:越是沉默的伤员往往伤势越重,越需要先行抢救。

- 快送

经急救处理待伤情稳定、出血控制、呼吸好转、骨折固定、伤口初步包扎后,迅速护送伤员到医院。工地护送病人最好采用背、抬及担架的方式转移病人。

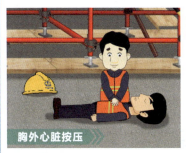
胸外心脏按压

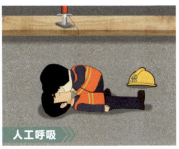
人工呼吸

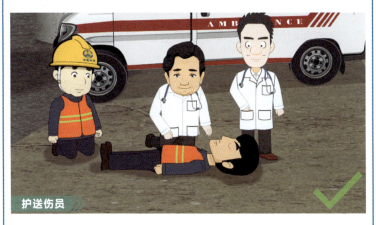
护送伤员

2 PART 心肺复苏

昏迷伤员应判断有无呼吸和脉搏,先观察胸部有无起伏,再听是否有呼吸。

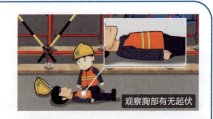

然后用手指按压颈动脉5~10s,判断有无心跳。如伤员没有呼吸和心跳,则需立即进行心肺复苏抢救。

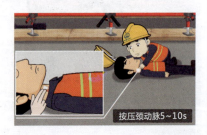

没有呼吸的判定：没有胸腹部起伏、没有呼吸音、没有呼吸气流。

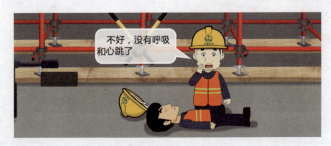

(1)胸外心脏按压
将伤者翻成仰卧姿势,放在坚硬的平面上。

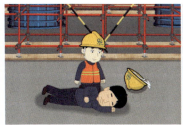 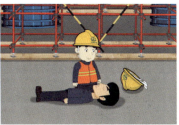

左手掌放在伤员胸骨中下三分之一处,右手掌放在左手背上。

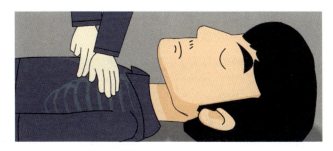

手臂伸直,垂直下压5～6cm,按压后迅速放松,让胸部完全回弹。

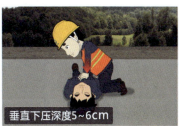 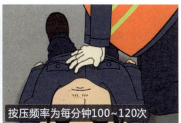

(2)开放气道

将伤者头部仰起,使下颌角与耳垂连线垂直于地面90°,打开气道,确保呼吸无阻。

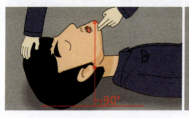
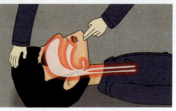

(3)人工呼吸

用手指捏住伤者鼻翼,深吸气后,用双唇包严伤者口唇,缓慢吹入,每次超过1s,使胸部隆起。

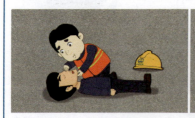
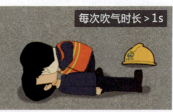

两次吹气后查看伤者脉搏是否恢复。

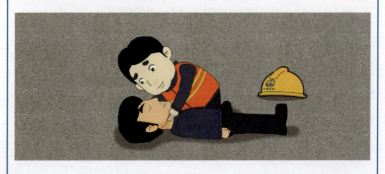

(4)高效率心肺复苏

每进行 30 次胸外心脏按压后进行 2 次人工呼吸,以此为 1 个循环。每完成 5 个循环后检查 1 次呼吸心跳,直至伤者恢复呼吸和脉搏。

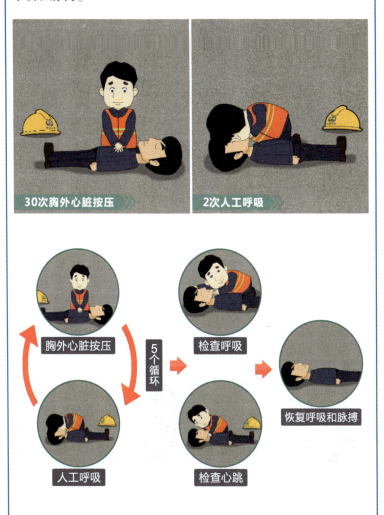

如昏迷的伤员还有呼吸和脉搏,切莫为其进行心肺复苏术。

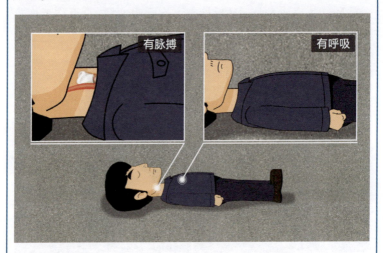

在此情况下,病人受到人工呼吸和心脏按压的刺激,会发生反射性心脏停搏,呼吸和脉搏随之停止,使抢救产生相反效果。

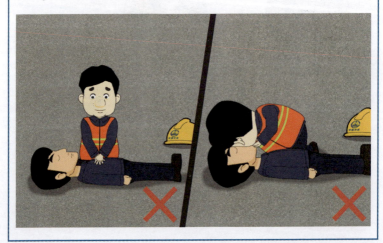

3 PART 止血包扎

(1)四肢小动脉、静脉出血可用指压止血法进行止血。

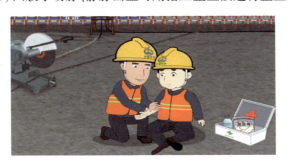

指压止血法：用手指或手掌把出血动脉的近心端向下压，可起到临时止血的效果。

(2)四肢大血管出血，尤其是动脉出血，应用止血带进行止血。

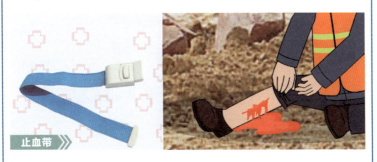

止血带可以用橡皮管、纱布、毛巾等代替。

(3)止血带不宜直接与伤员的皮肤接触,需要垫上衣服或棉花、纱布,一般扎在伤口近心端。对于四肢出血的情况,一般扎在上臂或者大腿的三分之一处为宜。

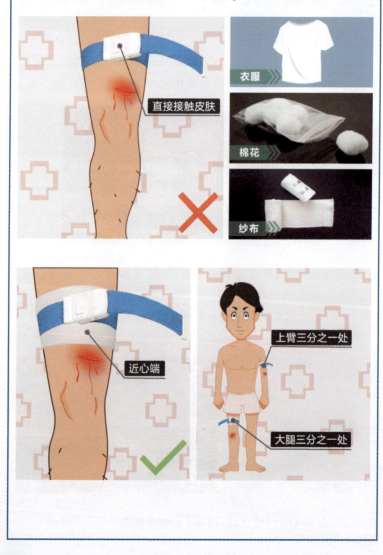

PART 3 / 止血包扎

(4)包扎时先对创伤处消毒、清洗,再用纱布覆盖,用绷带或干净的布条包扎。

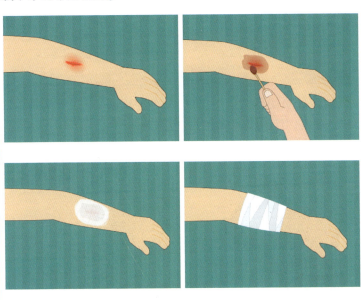

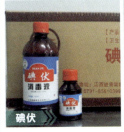
碘伏

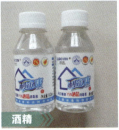
酒精

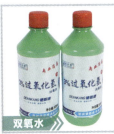
双氧水

- 消毒清洗应用碘伏、酒精、双氧水;
- 覆盖要超过伤口边缘至少3cm;
- 包扎时避免用手直接触及伤口,更不可用脏布包扎。

4 PART 骨折急救

如果伤员受伤处剧烈疼痛,局部肿胀明显,有严重的皮下瘀血、青紫,出现外观畸形时,发生骨折的可能性较大。

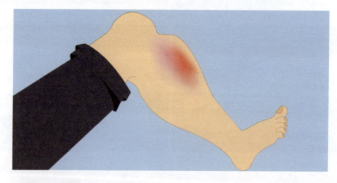

上臂骨折固定:

手臂屈曲,夹板放在内外侧,用绷带包扎固定,用三角巾悬吊伤肢。

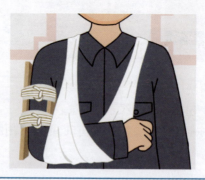

PART 4 / 骨折急救

前臂骨折固定：

先将木板或厚纸板用棉花垫好，放在前臂两侧，用布带包扎，肘关节屈曲90°，再用三角巾悬吊。

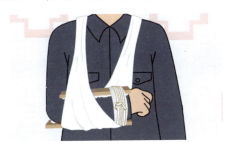

大、小腿骨折固定：

将伤肢拉直，夹板放在伤肢的内外侧。内侧夹板较短，下至脚跟，上至大腿根部。小腿骨折时，外侧夹板长度上至大腿根部；大腿骨折时，外侧夹板长度上至腋窝。关节处垫好棉花，然后用绷带或三角巾固定。

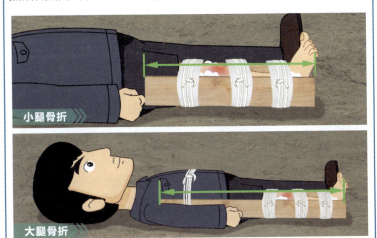

如现场无夹板可用，可将双腿并排摆正，用三角巾缠绕固定。

施工现场 急救常识

脊椎骨折固定：

使伤员平躺，颈部固定不动；对脊柱骨折的伤员不可随便搬动和翻动，更不准背、抱，不得用软担架抬、送，应等待专业医护人员的到来。

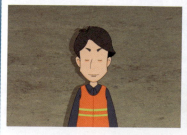
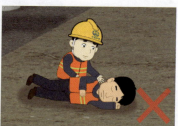
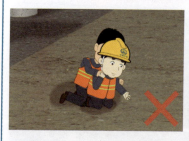
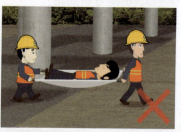
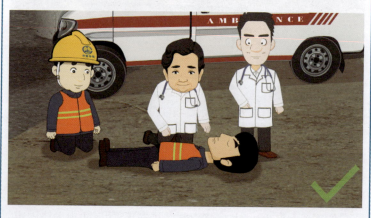

PART 5 触电急救

(1) 发现有人触电,应立即紧急呼救,同时切断电源。

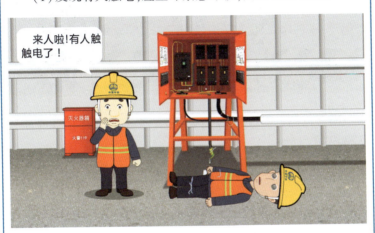

切断电源:如果有电源开关或插座在附近,救护人员应迅速断开电源开关或插座等。

割断电源:如果电源开关或插座离触电点很远,则可用带绝缘手柄的斧头、锄头、铁锹把电源线切断。

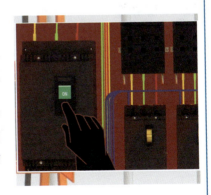

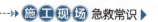

（2）断开电源有困难时,不得直接接触触电人员。

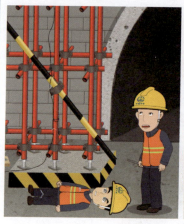
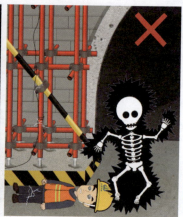

断开电源有困难的情况:电源远、高、锁闭等不能及时断开等情况。

● 用干燥的木棍、竹竿等挑开触电者身上的电线或带电体。

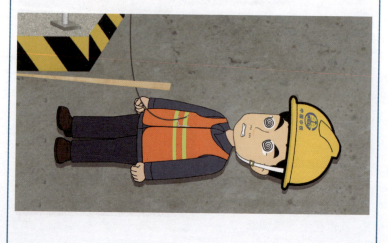

PART 5 / 触电急救

- 可戴上绝缘手套或用干燥的衣服、围巾将手缠包起来,去拉触电人的干燥衣服。

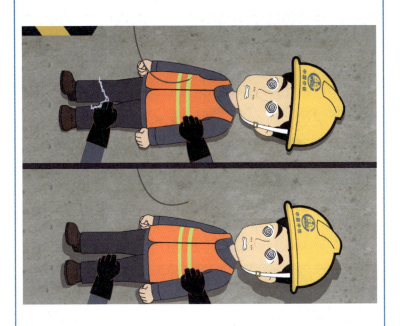

（3）伤员如神志清醒,应使其就地躺平,严密观察,暂时不要站立或走动。

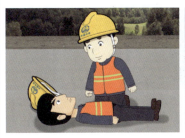
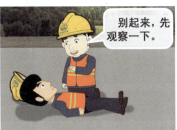

(4)伤员若丧失意识,应在10s内用看、听、试的方法,判定伤员呼吸心跳情况。

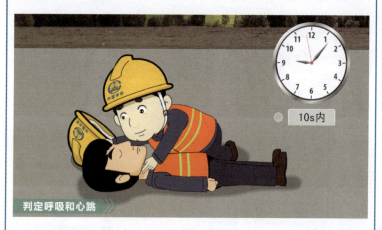

判定呼吸和心跳

若伤员无呼吸和心跳,应立即进行心肺复苏抢救。

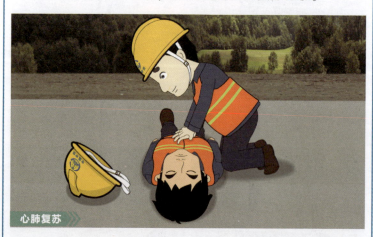

心肺复苏

心肺复苏应坚持进行,直到专业医务人员接替抢救。

PART 6 / 气体中毒及窒息急救

气体中毒及窒息急救

(1)进入危险场所救援前应先进行通风,并穿戴有效的防护用品。

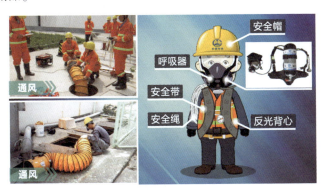

迅速将中毒者转移至安全、通风的地方。

⚠ 禁止盲目进入有毒有害气体场所救人。

进行救护的人员一定要佩戴可靠的防护装备,以防救护过程中因中毒窒息而使事故扩大。

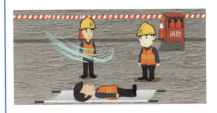
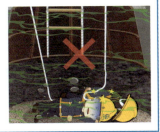

（2）对已昏迷的中毒者应保持气道畅通，解开领口、裤带等束缚，并注意保温或防暑。

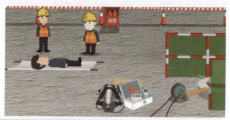

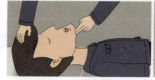 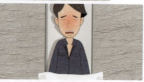

（3）呼吸心跳停止者，应立即进行心肺复苏。

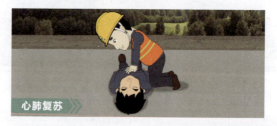

（4）护送时中毒者要平卧，头稍低并偏向一侧，避免呕吐物进入气管。

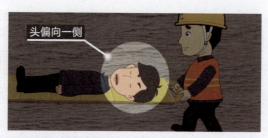

PART 7 / 烧伤急救

(1)身上衣物着火时不要站立、奔跑、呼叫,应尽快脱去着火的衣服。

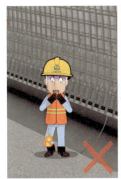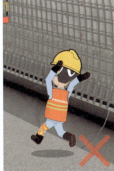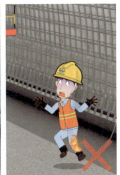
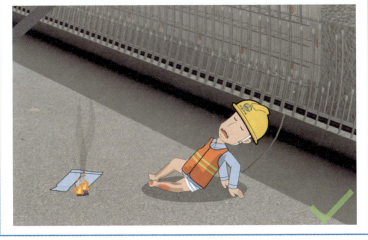

（2）无法脱去衣物时，可用水将火浇灭或跳入附近水池、河沟内。

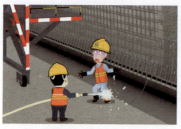 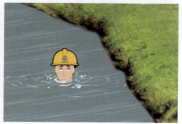

- 如附近无水源，应迅速卧倒，慢慢在地上滚动，压灭火焰。

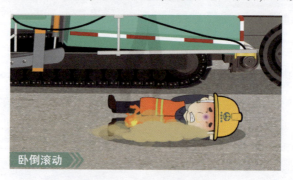

卧倒滚动

- 也可用身边不易燃的材料，迅速覆盖着火处灭火。不易燃的材料：如毯子、大衣、棉被等。

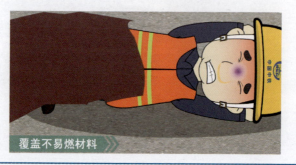

覆盖不易燃材料

(3)对电灼伤、火焰烧伤或高温汽、水烫伤均应保持伤口清洁。

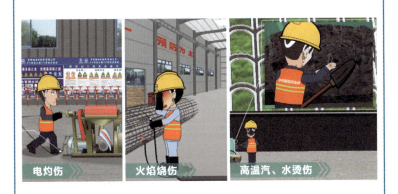

(4)烧伤部位应先用清洁冷水冲洗,然后用清洁布片或消毒纱布覆盖。

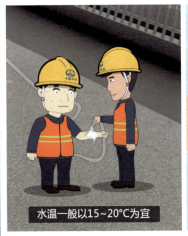
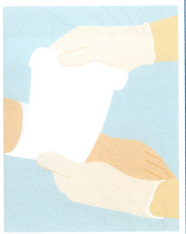

（5）强酸或强碱灼伤应迅速将被侵蚀的衣物剪去,并用大量清水冲洗。

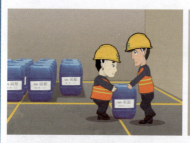
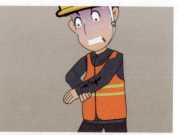
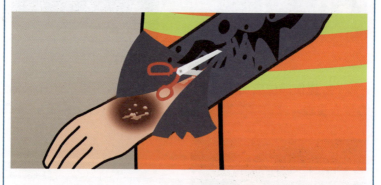
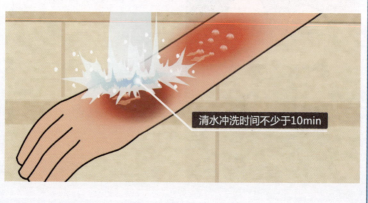

清水冲洗时间不少于10min

PART 8 溺水急救

（1）在不能保证自身安全的情况下不得下水救人。

可在岸上将绳子、竹竿、木板等投向溺水者，使其抓住，然后拖向岸边。与此同时，大声呼救。

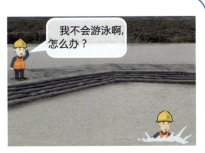

（2）将溺水者救上岸后，应先把溺水者口中的异物清理干净，倒出溺水者腹中的积水，检查呼吸和心跳。

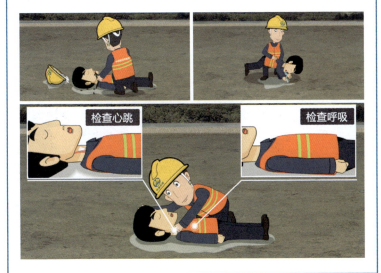

（3）控水时应一腿跪地，另一腿屈膝，将溺水者腹部横放在大腿上，使其头下垂，按压背部，倒出积水。

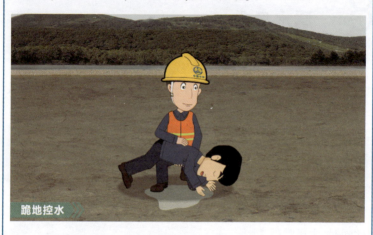

跪地控水

或从后面抱起溺水者腰部，使其背向上、头向下，倒出积水。

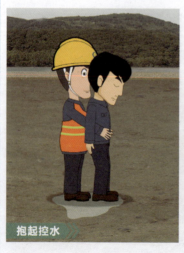

抱起控水

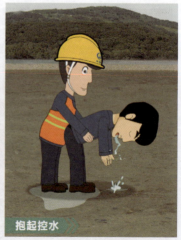

抱起控水

也可以将溺水者仰卧,救护者双手重叠置于溺水者的肚脐上方,向前向下挤压数次,将水从口腔、鼻孔喷出。

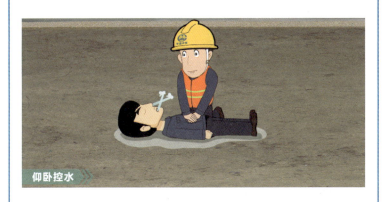

仰卧控水

(4)若伤员无呼吸和心跳,应立即进行心肺复苏抢救。心肺复苏应坚持进行,直到专业医务人员接替抢救。

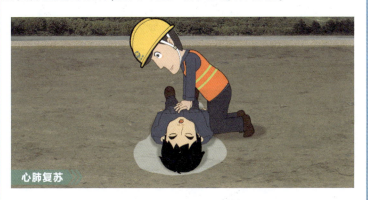

心肺复苏

PART 9 伤员搬运

(1) 发生事故后，如伤员无法移动且事故无扩大迹象，原则上不要盲目搬动伤员。

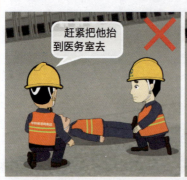
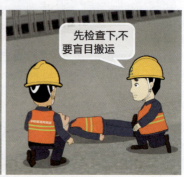

(2) 膝关节以下的下肢骨折，可背运伤员离开现场。

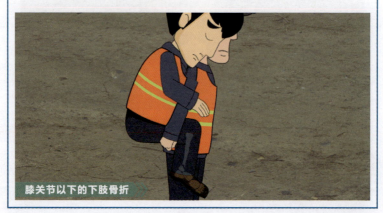

膝关节以下的下肢骨折

（3）颈椎骨折，在专业医护人员的指导下，一人双手托住伤员后颈部、下颌部，维持颈部伤后位置，另两人分别托起伤员腰背部、臀部及下肢。

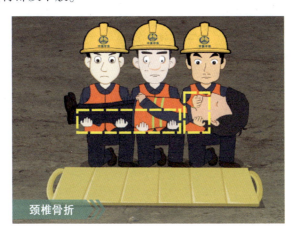

颈椎骨折

（4）胸腰椎骨折，在专业医护人员的指导下，一人托住伤员头颈部，另两人分别于同侧托住伤员胸腰段及臀部，另一人托住伤员双下肢，维持脊柱伤后位置。

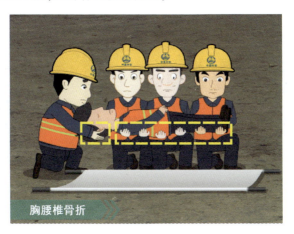

胸腰椎骨折

(5)髋部及大腿骨折,一人双手托住伤员腰及臀部,伤员用双臂抱住救护者的肩背部,另一人双手托住伤员的双下肢。

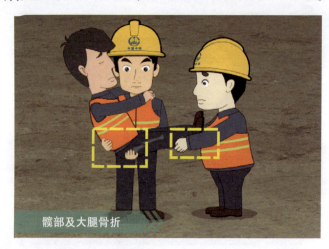

髋部及大腿骨折

(6)向车上搬运伤员的过程中,宜使伤员保持平卧,头部应与车辆行进的方向相反,减少头部的震荡和上下坡带来的不利影响或加速作用导致病人脑部进一步失血,便于观察和治疗。

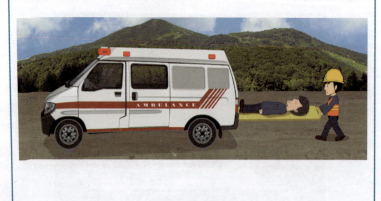

一般情况下,禁用头低位,以免加重脑出血、脑水肿。

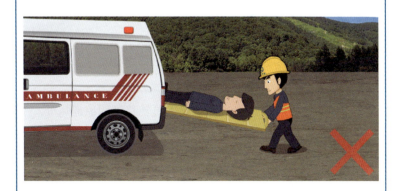

如遇昏迷伤员,应将其头偏向一侧,以免呕吐物吸入气管,发生窒息。

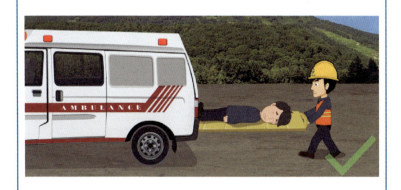

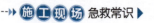

10 PART 中暑急救

(1)出现中暑时,应迅速将中暑人员转移到阴凉通风处。

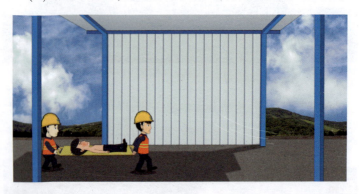

解开衣服,将湿毛巾放在中暑人员的颈部、腋窝、大腿根部、腹股沟等处,帮助其散热。

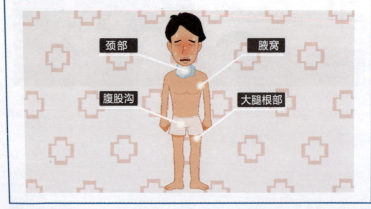

（2）可将风油精擦在中暑人员的额头或太阳穴,同时给其服用仁丹、十滴水、藿香正气水等解暑药。

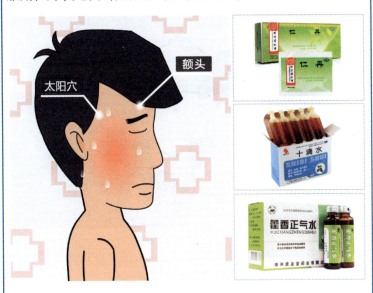

（3）中暑病人若失去知觉,可指掐人中、合谷等穴位,促使其苏醒。

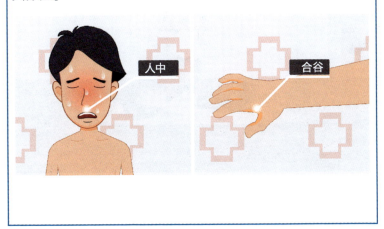

▶施工现场 急救常识▶

(4)中暑病人苏醒后,应喝淡盐水补充流失的水分。

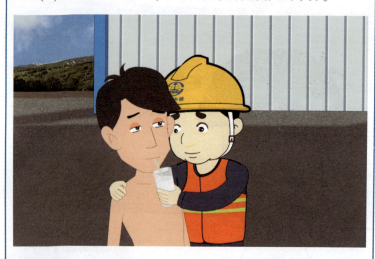

(5)若发现中暑病人无呼吸无心跳,应立即进行心肺复苏抢救。

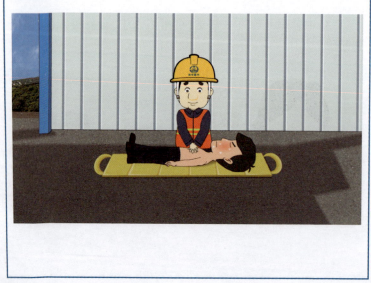

施工现场急救常识口诀

伤害发生不要慌　自救互救减伤亡
急救原则六个字　快抢快救和快送
创伤骨折加触电　施工现场最常见
具备急救小常识　关键时刻救生命